Die Erfindung der Ophthalmoskopie

dargestellt in den
Originalbeschreibungen der Augenspiegel
von Helmholtz, Ruete und
Giraud-Teulon

Eingeleitet und erläutert
von
Wolfgang Jaeger

ISBN 978-3-540-08699-4   ISBN 978-3-642-95319-4 (eBook)
DOI 10.1007/978-3-642-95319-4

Vorwort

Auf dem Kongreß der Deutschen Ophthalmologischen Gesellschaft 1950 in München, als des 100jährigen Jubiläums der Erfindung des Augenspiegels gedacht wurde, überreichte Marc AMSLER seinen Freunden die Photographie eines handschriftlichen Zettels: „Ich melde mich als anwesend. HELMHOLTZ". Anläßlich einer Akademie-Sitzung, zu der er nicht rechtzeitig hatte erscheinen können, hatte HELMHOLTZ diese kurze Mitteilung nach vorne an den Präsidententisch bringen lassen.

In der Festrede auf dem selben Kongreß über „Hermann v. HELMHOLTZ als Naturforscher" hat Walther GERLACH an die Worte dieses kleinen Zettels seine Schlußbetrachtung angeknüpft: „Das Werk eines Mannes, das die Grundlagen einer Wissenschaft birgt, läßt sich nicht darstellen; seine Bedeutung muß der immer neu zu erkennen suchen, der auf diesen Grundlagen aufbaut. Nur ein Ahnen dieses Geistes kann ein Vortrag vermitteln. Dieses Ahnen soll unsere wissenschaftliche Arbeit und unser menschliches Handeln so leiten, daß wir nie eine Scheu bei dem Wort empfinden müssen: ,Ich melde mich als anwesend − HELMHOLTZ.'"

Ähnliche Gefühle bewegten mich, als ich nach dem Tode von Walther REICHLING als kostbares Vermächtnis das Handexemplar der Beschreibung des Augenspiegels von Hermann v. HELMHOLTZ erhielt. Dieses Exemplar trägt seinen eigenhändigen Namenszug und zeigt alle Spuren des Gebrauchs im Laboratorium. Gerade dadurch spricht uns dieses schmale gelbe Heftchen, das am Beginn der Geschichte der modernen Augenheilkunde steht, so unmittelbar an.

Obwohl diese berühmte Erstbeschreibung des Augenspiegels schon mehrmals − auch in Übersetzungen − nachgedruckt worden war, schien es mir lohnend, ein möglichst originalgetreues Faksimile dieses Handexemplars von Hermann v. HELMHOLTZ herstellen zu lassen. Nicht nur im Inhalt, auch in der äußeren Form glaubt man etwas vom Hauch des Genius des Verfassers zu spüren.

Auch von der Publikation RUETEs aus dem Jahre 1852, in welcher die Entdeckung der Ophthalmoskopie im umgekehrten Bild mitgeteilt wird, liegt mir ein Originalexemplar vor. Es ist aus dem Besitz von A. WAGENMANN an mich gekommen und stammt wahrscheinlich aus der Bibliothek von Theodor LEBER. Auch dieses schmale und doch so inhaltsreiche Heft in seinem leuchtend blauen Umschlag und mit dem reizvollen Steindruck bot sich für einen Faksimiledruck an.

Theodor LEBER hat 1862/63 seine ophthalmologische Ausbildung an der Heidelberger Augenklinik begonnen. Hier hat er gemeinsam mit seinem Lehrer J. Hermann KNAPP den 1861 von GIRAUD-TEULON erfundenen binocularen Augenspiegel erprobt und seine Vorteile gegenüber der monocularen Ophthalmoskopie herausgearbeitet. In der Tat ist die Konstruktion des binocularen Ophthalmoskops nach HELMHOLTZ und RUETE die dritte bahnbrechende Erfindung, auch wenn sie zunächst ungenutzt blieb und bald wieder in Vergessenheit geriet. Gerade deshalb schien es uns wichtig, auch von der Publikation GIRAUD-TEULONs aus dem Jahre 1861 einen Faksimiledruck vorzulegen. Zur Erleichterung des Verständnisses dieser Arbeit, deren physikalisch-optischer Teil auch im französischen Text für Franzosen nicht leicht zu verstehen ist, haben wir eine deutsche Übersetzung angefügt. Herr Professor Jean NORDMANN war so freundlich, die Hauptarbeit für diese Übersetzung ins Deutsche zu leisten.

Die erneute Drucklegung dieser Publikationen wäre nicht möglich gewesen ohne die großzügige und dankenswerte finanzielle Hilfe der Firma Dr. Winzer, chemisch-pharmazeutische Werke Konstanz, die auch schon in den vergangenen Jahren medizin-historische Publikationen auf augenärztlichem Gebiet ermöglicht hat. Meinem Mitarbeiter Dr. Klaus Bergdolt danke ich für vielfältige und wertvolle Hilfe.

Heidelberg, November 1977
Univ.-Augenklinik

Professor Dr. Wolfgang Jaeger

Einleitung

Die Wege der Forschung, die zur Erfindung der Ophthalmoskopie geführt haben, sind ein höchst eindrucksvolles Beispiel für eine folgerichtig Schritt für Schritt in Neuland vordringende geistige Leistung. „Niemand, der sich mit dieser folgenschweren Erfindung beschäftigt, kann sich – so glaube ich – dem Zauber der Genialität entziehen, mit der dieses wertvollste Instrument der Augenärzte eingeführt wurde" (ENGELKING). Von der berühmten Erstbeschreibung des Augenspiegels durch Hermann v. HELMHOLTZ liegen deshalb auch schon verschiedene Nachdrucke vor. A. KÖNIG hat sie anläßlich der 50jährigen Wiederkehr 1901 gemeinsam mit ihren Vorläufern, den Publikationen von CUMMING und BRÜCKE, neu herausgegeben. 1908 wurde die Erstbeschreibung von HELMHOLTZ in die von SUDHOFF herausgegebenen „Klassiker der Medizin" aufgenommen und von SATTLER eingeleitet. Diese Ausgabe erfuhr 1968 vom Zentralantiquariat der DDR in Leipzig einen unveränderten Nachdruck. Und anläßlich des 100jährigen Jubiläums hat ENGELKING 1950 eine Sammlung der Dokumente zur Erfindung des Augenspiegels herausgegeben.

Die überragende Bedeutung der Persönlichkeit von Hermann v. HELMHOLTZ brachte es mit sich, daß sich fast alle diese Nachdrucke und Neuausgaben auf seine Person und seine wissenschaftliche Leistung konzentrieren. Die Publikation von RUETE aus dem Jahre 1852 über die Erfindung der indirekten Ophthalmoskopie ist meines Wissens bisher noch nie nachgedruckt worden. Und die Arbeit von GIRAUD-TEULON (1861) über das von ihm erstmalig angegebene binokulare Ophthalmoskop war so gründlich in Vergessenheit geraten, daß dieselbe Methode im 20. Jahrhundert in USA und England neu „erfunden" werden konnte und erst nachträglich die Medizinhistoriker darauf aufmerksam machten, daß schon 1861 ein hervorragend funktionierendes binokulares Ophthalmoskop sogar serienmäßig hergestellt worden war.

Es erschien uns deshalb gerechtfertigt, eine Neuherausgabe der grundlegenden Arbeiten über die Erfindung der Ophthalmoskopie nicht auf HELMHOLTZ zu beschränken, sondern auch noch die Erfindung der indirekten Ophthalmoskopie und der binocularen Ophthalmoskopie zu berücksichtigen. Günstige Umstände machten es möglich, diese Publikationen als Faksimileausgaben vorzulegen.

Die drei Publikationen, die hier im Faksimiledruck vorliegen, markieren die entscheidenden Schritte, die in der Mitte des 19. Jahrhunderts in einem Zeitraum von wenigen Jahren dazu geführt haben, die Ophthalmoskopie zu einer der wichtigsten ärztlichen Untersuchungsmethoden zu machen.

I.

Die Erfindung der Ophthalmoskopie im aufrechten Bild durch Hermann von Helmholtz

Mit der Erfindung des Augenspiegels beginnt die Geschichte der Ophthalmologie als selbständiges medizinisches und wissenschaftliches Fach. Mit ihm war es möglich, die Erkrankungen des Sehnervens, der Netzhaut, der Aderhaut und des Glaskörpers zu erkennen, was bisher eine Terra incognita gewesen war. Die zahlreichen, mit dem Augenspiegel erhobenen Befunde erweitern den Bereich der Augenheilkunde so außerordentlich, daß diese in Zukunft nicht mehr ein Ableger der Chirurgie sein konnte. Vielmehr hatten die zahlreichen neuentdeckten Krankheitsbilder sehr viel mehr Beziehungen zur Inneren Medizin und zur Neurologie eröffnet.

Der Augenspiegel war eine Erfindung, die sozusagen „in der Luft lag", deren Konzeption jedoch einer so klaren geistigen Durchdringung des Problems bedurfte, wie sie eben HELMHOLTZ zu leisten in der Lage war. In einer Tischrede aus den späteren Jahren hat er selbst dazu gesagt: „Der Augenspiegel war mehr eine Entdeckung als eine Erfindung, d. h. wenn ein gut geschulter Physiker kam und die Wichtigkeit eines solches Instrumentes begriff, so waren bereits alle optischen Mittel erprobt und alle Kenntnisse entwickelt, die nötig waren, um dasselbe zu verfertigen."

Die Schrift von HELMHOLTZ schildert schon auf der ersten Seite der Einleitung die beiden Probleme, die zu lösen und deren Lösung miteinander zu kombinieren war: Die Beleuchtung und die Erzeugung deutlicher Bilder der Netzhaut.

Was die *Beleuchtung* angeht, weist HELMHOLTZ selbst auf die vorausgehenden Arbeiten von CUMMING und BRÜCKE über das Augenleuchten hin. Er meint, sein Freund und Kollege BRÜCKE sei „um Haaresbreite" der Erfindung des Augenspiegels nahegekommen. Denn auch die Beobachtung von v. ERLACH, wonach die Totalreflexion einer Lichtquelle an dessen Brillenglas zum Aufleuchten der Pupille derjenigen Person führte, die in dieses Spiegelbild blickte, kennt HELMHOLTZ aus der Arbeit von BRÜCKE. Und genau diese Beobachtung war es, die ihn auf den Gedanken brachte, die Totalreflexion an planparallelen Platten dafür zu verwenden, die Sehrichtung des beobachteten Auges mit der Richtung des einfallenden Lichtes zusammenzulegen.

Die *Erzeugung deutlicher Bilder* der Netzhaut hat eine noch längere Vorgeschichte, die allerdings HELMHOLTZ bei seinen Experimenten im Herbst 1850 wahrscheinlich nicht gegenwärtig hatte. Jedenfalls erwähnt er sie in seiner ersten Arbeit nicht. Erst später im Handbuch der Physiologischen Optik weist er auf diese Vorläufer hin: MÉRY hatte schon 1704 beobachtet, daß man bei geeigneter Wahl der Beleuchtung an einer Katze, die man unter Wasser getaucht hatte, die Netzhautgefäße erkennen konnte. La HIRE gab 1709 die richtige Erklärung für dieses Phänomen, daß nämlich die Brechkraft der brechenden Medien geändert werden müsse, um Einzelheiten am Augenhintergrund zu erkennen. An dieser Frage hat Adolf KUSSMAUL als Heidelberger Student an einer Preisaufgabe der Medizinischen Fakultät 1844/45 weitergearbeitet. Auch er war um Haaresbreite der Erfindung des Augenspiegels nahe. Während BRÜCKE zwar die Pupille zum Aufleuchten brachte, aber nicht zu der Überlegung fortschritt, welche optischen Voraussetzungen nötig wären, um die Einzelheiten des Augenhintergrundes sichtbar zu machen, ging KUSSMAUL den umgekehrten Weg. MÉRYs Erfahrung mit der ins Wasser getauchten Katze hat er in völlig zutreffender Weise so interpretiert, daß es auch mit einer plankonkaven Linse, deren Konkavität genau der Wölbung der menschlichen Hornhaut entsprach, gelingen müsse, den Augenhintergrund zu sehen. Er vermochte mit dieser Linse, die in ihrer Konzeption die Kontaktgläser von KOEPPE und GOLDMANN sowie die HRUBY-Linse vorwegnahm, nur deshalb nichts zu sehen, weil er das Beleuchtungsproblem nicht zu lösen in der Lage war.

Bekanntlich wurde KUSSMAUL später einer der bedeutendsten Internisten seiner Zeit, dem auf seinem Spezialgebiet zahlreiche wissenschaftliche Entdeckungen geglückt sind. Deshalb schildert er auch als 77jähriger in seinen „Jugenderinnerungen eines alten Arztes" ohne Bitterkeit und mit etwas wehmütiger Selbstironie seinen damaligen Mißerfolg: „Ich beschrieb in meiner Schrift den Augenspiegel, den ich konstruiert hatte, und sagte den Nutzen vorher, den er haben müsse, wenn es gelänge, den Augengrund sichtbar zu machen. Mit meinem Augenspiegel ging es mir, wie dem bekannten spanischen Edelmann mit seiner Stute. Es war die beste in dem Reiche Karls V., worin die Sonne niemals unterging. Das herrliche Tier hatte nur *einen* Fehler, man konnte auf ihm nicht reiten, es war tot. Mein Augenspiegel war der beste von der Welt, denn es gab nur einen, den meinigen, aber er hatte den Fehler, man konnte damit nichts sehen . . . Die Fakultät überschüttete mich mit Lob . . . Ich wußte es besser. Gerade an dem Angelpunkt war ich gescheitert."

In den letzten 10 Jahren haben diese Vorgänger des Augenspiegels in der medizin-historischen Literatur der USA eine intensive Beachtung gefunden (H. MARK; J. T. PEARLMAN, S. J. PEARLMAN und I. F. ENGREEN; D. M. ALBERT und W. H. MILLER). Dabei wird auch immer wieder darauf hingewiesen, daß der große Physiologe J. E. PURKINJE die Ophthalmoskopie eigentlich schon entdeckt habe, widrige äußere Umstände die weitere Verbreitung seiner Entdeckung aber verhindert hätten und er später aus persönlicher Bescheidenheit keine Prioritätsansprüche angemeldet habe. Die Stelle seiner Arbeit „Commentatio de examine physiologico organi visus et systematis cutanei" aus dem Jahre 1823 besagt jedoch nicht eindeutig, daß PURKINJE den Sehnerv und die Netzhautgefäße gesehen hat. Wohl hat PURKINJE mit Konkav-Gläsern experimentiert und den aus der Pupille kommenden Reflex beschrieben. Sollten seine Schilderungen wirklich darauf schließen lassen, daß er Einzelheiten erkannt hat, so war es wahrscheinlich nur eine gelegentliche Beobachtung, die in ihren Entstehungsbedingungen nicht weiter untersucht wurde und die lediglich zu einem allgemein gehaltenen Ratschlag an die praktizierenden Ärzte geführt hat, auf die aus der Pupille kommenden Lichterscheinungen zu achten.

Auch eine Mitteilung, daß der berühmte englische Mathematiker BABBAGE einem Kollegen ein Instrument gezeigt habe, mit dem man die Netzhaut sehen könne, ist zu wenig zuverlässig belegt. HELMHOLTZ selbst schreibt in der Physiologischen Optik: „Da BABBAGE keine Linsen mit seinem Spiegel verbunden zu haben scheint, so hat er höchstens ausnahmsweise von den Teilen der Netzhaut etwas erkennen können und hat deshalb seine Erfindung damals wohl nicht veröffentlicht".

Nun aber wieder zurück zu HELMHOLTZ. Offensichtlich kannte er die Preisschrift KUSSMAULs nicht und hat bei seinen Überlegungen im Herbst 1850 ganz einfach die Frage gestellt: Welche optischen Voraussetzungen sind der Grund dafür, daß bei Beobachtung des Augenleuchtens nicht zugleich auch Einzelheiten der Netzhaut und des Sehnervens zu erkennen sind? Und wie muß der Strahlengang zwischen dem Auge des Beobachters und dem Auge des Beobachteten verändert werden, daß eine Abbildung dieser Einzelheiten möglich ist? Glücklicherweise ist ein Brief von HELMHOLTZ an seinen Vater vom 17. 12. 1850 erhalten[1]). Selten besteht die Möglichkeit für den späteren Historiker aus einem Selbstzeugnis so knapp und so klar die Schritte des forschenden Geistes verfolgen zu können, die zu einer bahnbrechenden Erfindung geführt haben.

HELMHOLTZ – damals gerade 29 Jahre alt – schreibt: „Außerdem habe ich aber bei Gelegenheit meiner Vorträge über Physiologie der Sinnesorgane eine Erfindung gemacht, welche möglicherweise für die Augenheilkunde von dem allerbedeutendsten Nutzen sein kann. Sie lag eigentlich so auf der Hand, erforderte weiter keine Kenntnisse, als was ich auf dem Gymnasium von Optik gelernt hatte, daß es mir jetzt lächerlich vorkommt, wie andere Leute und ich selbst so vernagelt sein konnten, sie nicht zu finden. Es ist nämlich eine Combination von Gläsern, wodurch es möglich wird, den dunklen Hintergrund des Auges durch die Pupille hindurch zu beleuchten, und zwar ohne ein blendendes Licht anzuwenden, und gleichzeitig alle Einzelheiten der Netzhaut genau zu sehen, sogar genauer, als man die äußeren Theile des Auges ohne Vergrößerungen sieht, weil die durchsichtigen Theile des Auges dabei die Stelle einer Loupe von 20maliger Vergrößerung für die Netzhaut vertreten. Man sieht die Blutgefäße auf das zierlichste, Arterien und Venen verzweigt, den Eintritt des Sehnerven in das Auge u. s. w. Bis jetzt war eine Reihe der wichtigsten Augenkrankheiten zusammengefaßt unter dem Namen ‚schwarzer Staar', eine Terra incognita, weil man über die Veränderungen im Auge weder im Leben, noch selbst meistens im Tode etwas erfuhr. Durch meine Erfindung wird die speciellste Untersuchung der inneren Gebilde des Auges möglich. Ich habe dieselbe als ein sehr vorsichtig zu behandelndes Ei des Columbus sogleich in der physikalischen Gesellschaft in Berlin als mein Ei-

---

1) Erstmalig veröffentlicht von GREEFF, 1901, als Faksimile abgedruckt in der Dokumentensammlung von ENGELKING und bei ESSER 1950.

gentum proclamieren lassen, lasse gegenwärtig ein solches Instrument arbeiten, welches besser und bequemer ist, als meine bisherigen Pappklebereien, werde dann womöglich mit unserem hiesigen Hauptaugenarzte Untersuchungen an Kranken anstellen, und dann die Sache veröffentlichen."
Noch während diese hier angekündigte Publikation im Druck war – seine Priorität war durch die Mitteilung vom 6. Dezember 1850 in der Berliner physikalischen Gesellschaft gesichert – hat HELMHOLTZ auf einer vierwöchigen Reise einige Augenkliniken besucht, um die praktische Anwendung seines Instrumentes zu erproben und einigen Augenärzten zu demonstrieren. Zu diesen Augenärzten scheint auch RUETE gehört zu haben, der über den Besuch von HELMHOLTZ in Göttingen schreibt: „Der Entdeckung jenes verehrten Mannes verdanke ich eine der schönsten Freuden meines Lebens; denn als ich unter seiner Anleitung bei seiner Anwesenheit in Göttingen mit Hilfe jenes Instruments zuerst die Retina, den Nervus opticus mit der Art. centralis retinae erblickte, wurde es mir sogleich klar, daß auf diesem Wege viel für die Diagnose der Krankheiten des Auges, dieses Organs, dem ich einen großen Theil meines Lebens gewidmet hatte, zu gewinnen sei".

Durch diese Demonstrationen verbreitete sich die Nachricht von der Existenz dieses neuen Instrumentes innerhalb weniger Monate in ganz Europa. In dem berühmten Brief Albrecht v. GRAEFEs an HELMHOLTZ vom 7. November 1851, in dem GRAEFE um die Übersendung eines von dem Königsberger Institutsmechaniker hergestellten Augenspiegels bittet, wird erwähnt, daß auch BOWMAN in London und DESMARRES in Paris schon ungeduldig darauf warten, in den Besitz eines solchen Instruments zu kommen.

Aus dem Nachlaß von HELMHOLTZ ist ein Umschlag erhalten, den er eigenhändig beschriftet hat: „Erste Zuschriften über den Augenspiegel". Er enthält 5 Briefe der verschiedensten Absender. Das früheste Datum trägt ein Brief von Ferdinand ARLT vom 29. Oktober 1851, der hier auch im Faksimile wiedergegeben werden soll.

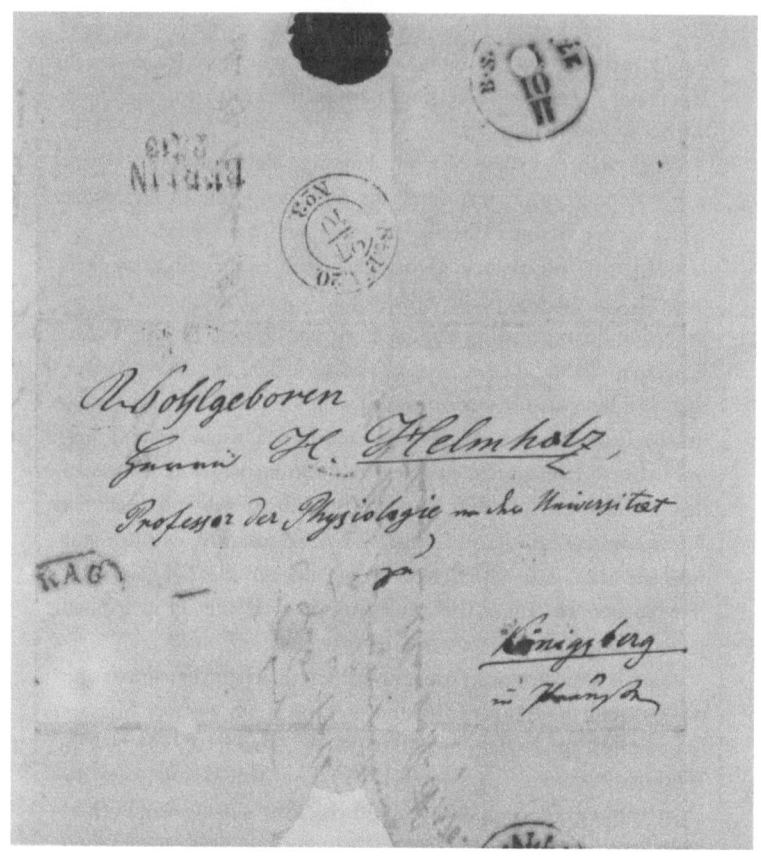

Wohlgeboren
Herrn H. Helmholtz
Professor der Physiologie an der Universität
Königsberg
in Preussen

Geehrter Herr Professor!

    So eben erhielt ich die Beschreibung Ihres Augenspiegels, und las dieselbe mit umso mehr Interesse, als H. Dr. GRÄFE aus Berlin mich bereits auf diese Erfindung aufmerksam gemacht hatte. Ihre Entdeckung ist, so

Geehrter Herr Verfasser!

So eben erhalte ich die Beschreibung Ihres biegsamen Spiegels, und bedaure dieselbe mit um so mehr Jnteresse, als H. D. Grüne und Bralin mich bereits auf Ihre Erfindung aufmerksam gemacht hatte. Ihre Entdeckung ist, so wie vom wissenschaftlichen so auch vom praktischen Standpunkt gewiß von höchstem Jnteresse, und ich wünschte mir recht bald einen brauchbaren damit experimentieren zu können. Leider aber bin ich in der Physik und Mechanik zu wenig bewandert, um mir einen solchen Spiegel nach den vorstehenden angegebenen Principien zu verfertigen, anstatt mein Jnnwelt beim Mechaniker zu haben, dem ich diese Aufgabe geben könnte.

wie vom wissenschaftlichen so auch vom praktischen Standpunkt gewiss
von höchstem Interesse, und ich wünsche nun recht bald am Krankenbette
damit experimentieren zu können. Leider aber bin ich in der Physik und
Mechanik zu wenig bewandert, um mir einen solchen Spiegel nach den
von Ihnen angegebenen Prinzipien zu construiren; auch steht mir hierorts
kein Mechaniker zu Gebote, dem ich diese Aufgabe geben könnte.

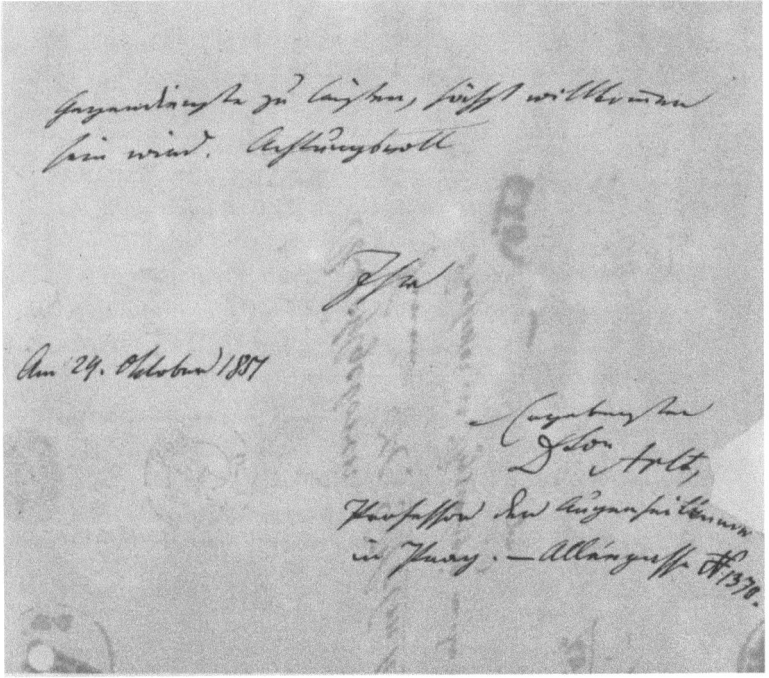

Ich wende mich daher geradezu an Sie, mit der Bitte, mir einen solchen Augenspiegel anfertigen zu lassen, und mir ihn gegen Rechnung durch die Buchhandlung „Credner und Kleinbub" welche in Königsberg gewiß accreditiert ist, oder durch die Post möglichst bald zukommen zu lassen. Wäre Dr. GRÄFE schon wieder in Berlin, so würde ich mich an ihn gewendet haben; er sagte mir aber, er werde erst gegen Weihnachten nach Hause kommen. Sollten Sie meiner Bitte nicht willfahren können, so wollen Sie mir dieselbe zugutehalten, und überzeugt sein, daß mir jede Gelegenheit Ihnen Gegendienste zu leisten, höchst willkommen sein wird. Achtungsvoll

                Ihr

Am 29. Oktober 1851

Ergebenster
Dr. Arlt
Professor der Augenheilkunde
in Prag. – Alleegasse Nr. 1370

Das Datum dieses Briefes erlaubt übrigens auch eine genaue Datierung des Zeitpunktes der Publikation der Erstbeschreibung des Augenspiegels auf Anfang bis Mitte Oktober 1851. Mit voller Exaktheit war dies bisher noch nicht möglich gewesen (ESSER). Kaum eine Erfindung einer neuen Untersuchungsmethode hat so schnell und so weltweit Eingang in die Praxis gefunden wie der Augenspiegel. Der berühmte Satz: „Die Physiologie von heute ist die Klinik von morgen" läßt erhebliche zeitliche Verzögerungen zu. Kaum je war die Zeitspanne zwischen „heute" und „morgen" so kurz, insbesondere wenn man die damaligen Post- und Nachrichtenverbindungen berücksichtigt. Die Faszination, die von dieser Entdeckung und dem schmalen gelben Heftchen, das seine Erstbeschreibung enthielt, ausging, war wohl der Tatsache zuzuschreiben, daß die Zeit sozusagen überreif für diese Entdeckung war. Die Lösung des Problems war so einleuchtend und für jeden verständlich, daß gar kein Zweifel an der Brauchbarkeit der Methode aufkommen konnte.

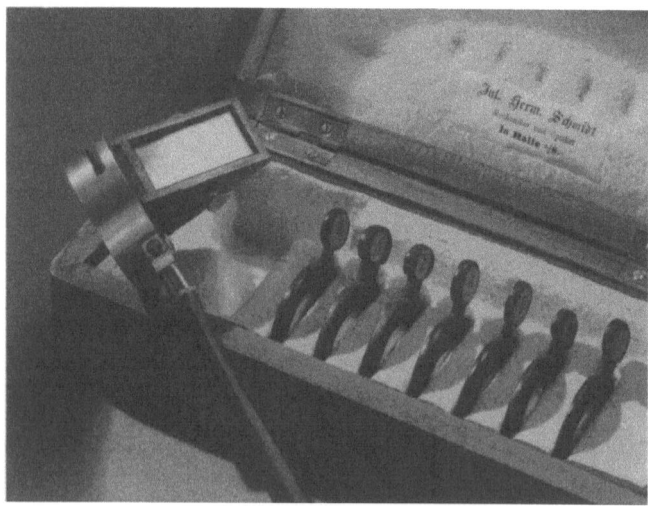

Abb. 1

Helmholtzscher Augenspiegel aus der Sammlung der Univ.-Augenklinik Heidelberg. Etwa 1852 entstanden, noch ohne Rekoss-Scheibe.

Dazu kam, daß HELMHOLTZ auch die weiteren Entwicklungsmöglichkeiten dieses Gerätes schon aufzeigte: Die objektive Refraktionsbestimmung, die Einwirkung der Akkommodation auf die Schärfe des Netzhautbildes und die Untersuchung der Lichtempfindlichkeit der einzelnen Bereiche des Augenhintergrundes.

Die Zahl der Bestellungen des neuen Instrumentes nahm so schnell zu, daß der Königsberger Institutsmechaniker längst nicht mehr in der Lage war, alle diese Aufträge auszuführen. Die serienmäßige Anfertigung wurde deshalb bei Jul. Herm. Schmidt, Mechaniker und Optiker in Halle a. S. in Auftrag gegeben. Diese Instrumente (Abb. 1) haben noch einen Einsteckschlitz für die beigegebenen Konkav-Gläser. Schon 1853 modifiziert HELMHOLTZ diese etwas umständliche und zeitraubende Form dadurch, daß er – einem Vorschlag seines Institutsmechanikers REKOSS folgend – die Gläser auf zwei drehbaren Scheiben montiert, eine Form, die sich bis zum heutigen Tag an zahlreichen Handophthalmoskopen erhalten hat.

„Dem Schöpfer neuer Wissenschaft, dem Wohltäter der Menschheit, in dankbarer Erinnerung an die Erfindung des Augenspiegels". Diese Inschrift auf einem Silberbecher, den A. v. GRAEFE 1858 im Namen seines Freundeskreises HELMHOLTZ überreichte, kennzeichnet die Gedanken und die Gefühle der damals in Heidelberg versammelten bedeutendsten Augenärzte Europas.

II.

Die Erfindung der Ophthalmoskopie im umgekehrten Bild durch C. G. Theodor RUETE

Bei der Erprobung des HELMHOLTZschen Instrumentes an Patientenaugen konnte es nicht ausbleiben, daß auch seine Schwächen und die Grenzen dieser Methode sichtbar wurden. HELMHOLTZ selbst hatte schon Modifikationen des Instrumentes erwartet, falls Augenärzte dies „zu praktischen Zwecken für nötig erachten sollten".

In der vorliegenden Schrift von RUETE „Der Augenspiegel und das Optometer für practische Aerzte" wird nun genau geschildert, welches die Gründe waren, die zur Erfindung eines neuen Instrumentes führten. Niemand interessiert sich heute mehr für das Optometer, das RUETE seiner Mitteilung über die Ophthalmoskopie im umgekehrten Bild angehängt hat. Aber sein Augenspiegel ist in der Tat ein neues Instrument, welches gleichwertig neben der HELMHOLTZschen Methode bis zum heutigen Tag seinen Platz behauptet hat. Natürlich nicht in der etwas umständlichen Form, die auf der beigegebenen Steindrucktafel abgebildet ist!

RUETE (geb. 1810 in Scharnbeck bei Bremen) hatte seit 1847 eine ordentliche Professur für Augenheilkunde inne und war Direktor der Klinik für Sinneskrankheiten in Göttingen. Neben seiner klinischen Tätigkeit hatte er sich speziell mit Fragen der Sinnesphysiologie beschäftigt. Gemeinsam mit seinem Freunde LISTING, der zur gleichen Zeit als Mathematiker und Physiker in Göttingen wirkte, hat er die Gesetzmäßigkeiten der Augenbewegungen erarbeitet.

In seinem Artikel für R. WAGNERs Handwörterbuch über „Die Anwendung der Physiologie auf die Augenheilkunde" stand auch er ganz dicht vor der Erfindung des Augenspiegels. Auch er zitiert das Experiment MÉRYs. „Wird aber die Brechung an der Hornhaut ausgeschaltet, indem man ein frisches Auge oder ein lebendes Tier unter Wasser taucht, auf der Stelle erscheinen uns die im Hintergrund des Auges liegenden Teile in ihrer natürlichen Farbe und Gestalt". Daraufhin tastet er sich gedanklich noch einen Schritt weiter, der ihn noch mehr in die Nähe der Erfindung des Augenspiegels bringt. Er schreibt: „Wird die Linse ausgeschaltet, durch glückliche Staroperation beim Menschen, so sehen wir bei erweiterter Pupille die Eintrittsstelle des Sehnerven gelblich".

Insofern war RUETE der ideale augenärztliche Gesprächspartner für HELMHOLTZ, ideal auch deshalb, weil er neidlos die Leistung des 11 Jahre jüngeren Professors für Physiologie anerkennt. Im Nachruf auf RUETE heißt es, „daß er stets bereit war, die Leistungen anderer anzuerkennen, auch wenn sie mit seiner Richtung nicht übereinstimmten, und daß seine überall vorweisende Liebe zur Wissenschaft nie eine Spur von Neid oder von ähnlichen Leidenschaften in seinem Gemüthe aufkommen ließ" (ZEHENDER).

Auch in seiner Publikation von 1852 beteuert er, daß das „große Verdienst des verehrten Erfinders" durch seine eigene Neukonstruktion „nicht im geringsten geschmälert werden soll". Hauptsächlich aus zwei Gründen ist RUETE zu einem neuen eigenen Instrument gekommen:

1. Der Beleuchtungsapparat des HELMHOLTZschen Augenspiegels schickt bei Trübungen der brechenden Medien zu wenig Licht ins Auge und
2. das ständige Auswechseln der Konkav-Gläser ist zeitraubend und unsicher, weil für jedes Auge ein eigenes passendes Glas vorgeschoben werden muß.

Beide Nachteile werden von RUETE in folgender Weise behoben: Als *Lichtquelle* verwendet er einen durchbohrten Hohlspiegel und vermeidet auf diese Weise die erheblichen Lichtverluste, die sowohl für den Beleuchtungsstrahlengang wie für den Beobachtungsstrahlengang an den planparallelen Platten des HELMHOLTZschen Instrumentes entstehen. Diese Idee war außerordentlich fruchtbar. Der durchbohrte Hohlspiegel ist über alle die zahlreichen Modifikationen der Ophthalmoskopie im umgekehrten Bild hinweg bis zum heutigen Tag eine häufig geübte Methode, insbesondere wenn man bedenkt, daß die Kombination von Sammellinse zwischen Lichtquelle und Spiegel zusammen mit einem Planspiegel (Augenspiegel nach COCCIUS) im Endeffekt auf dasselbe hinausläuft.

Was die *zwischengeschalteten Linsen* angeht, so hat RUETE sich noch nicht ganz von dem Prinzip der Optischen Bank gelöst, die wohl für seine Anordnung Pate gestanden hat. Obwohl er auf dieser Optischen Bank verschiedene Gläserkombinationen (auch Konkav-Gläser) erprobt, läßt er keinen Zweifel daran, daß die optimale Abbildung erfolgt, wenn ein einziges Konvex-Glas vor das Patientenauge gebracht wird, wodurch „gleichzeitig der Nervus opticus, die Arteria zentralis retinae mit ihren zahlreichen Verzweigungen und die Macula lutea erscheint". RUETE kann sich wohl auch deshalb nicht von seiner Optischen Bank lösen, weil er seinen Augenspiegel auch noch im Sinne einer Beobachtung des vorderen Augenabschnittes in Lupenvergrößerung verwenden will. Dies war aber keine geeignete Kombination, denn das Bild des Augenhintergrundes lag an einer ganz anderen Stelle als zum Beispiel das der Iris, welches bei den einzelnen Lupenpositionen immer noch mit beschrieben wird.

Auch bei der Beobachtung der Linse des Auges im regredienten Licht wird nicht klar genug unterschieden, daß es dabei nicht um den Versuch der Betrachtung des Augenhintergrundes geht, sondern um eine Lupenvergrößerung bei Betrachtung der Linse, welche lediglich auch noch von hinten her beleuchtet wird. Bekanntlich hat die Ophthalmoskopierlinse in diesem Zusammenhang eine ganz andere Funktion. Sie wirkt als Lupe bei der Betrachtung der Linse und der Iris, während sie beim Ophthalmoskopieren die Entstehung des in der Luft vor der Linse schwebenden Bildes ermöglicht. Nirgends wird bei RUETE klar gesagt, daß das gesehene Bild des Augenhintergrundes an ganz anderer Stelle liegt, als das Bild von Iris und Linse.

Trotz dieser Unklarheiten bedeutete die Erfindung RUETEs eine selbständige und bahnbrechende Leistung, die eine wertvolle Ergänzung zu der Untersuchungsmethode von HELMHOLTZ darstellte. Kein geringerer als HELMHOLTZ selbst hat dies sofort erkannt und noch im gleichen Jahr, 1852, zu der Methode von RUETE Stellung genommen.

Der Titel seines Aufsatzes im Archiv für physiol. Heilkunde „Über eine neue einfachste Form des Augenspiegels" besagt schon, daß er die RUETEsche Methode wesentlich vereinfachen kann und damit auch der Ophthalmoskopie im umgekehrten Bild die heute noch geübte Form gibt. Auch HELMHOLTZ gibt neidlos zu: „Ein bedeutender Fortschritt für die Erweiterung des Kreises von Beobachtungen... ist durch Prof. RUETE geschehen". Unmittelbar daran schließt sich jedoch der Vorschlag der Vereinfachung an, von dem HELMHOLTZ sagt: „Diese Vereinfachung in der Ausführung desselben Prinzips, welches RUETEs Augenspiegel zugrundeliegt, geht in Bezug auf das instrumentelle Zubehör so weit, daß es unmöglich ist, sie zu übertreffen. Statt eines jeden Augenspiegels ist nämlich nichts mehr nötig, als eine kleine Konvex-Linse, wie sie zu den gewöhnlichen Loupen gebraucht wird".

Das zusammengesetzte Instrument mit seiner schwerfälligen Montage auf den beiden Armen der optischen Bank ist also gar nicht notwendig. Der Untersucher hält die Lupe in der Hand. Dabei werden von HELMHOLTZ schon alle kleinen Kunstgriffe angewendet, die auch heute der Augenarzt benützt: Die stärker gewölbte Fläche der Lupe soll auf der Seite des Untersuchers liegen; durch leichtes Kippen der Lupe können die Reflexe der Lupenoberfläche jeweils zur Seite geschoben werden; und durch leichtes Dezentrieren der Lupe lassen sich auch leichte Verschiebungen der beleuchteten Fläche auf dem Augenhintergrund erzielen.

Diese vors Auge gehaltene Lupe hat aber für den Beleuchtungsstrahlengang noch einen weiteren Effekt. Schon BRÜCKE hatte festgestellt, daß bei ametropen Augen die Erzeugung des Augenleuchtens wesentlich leichter gelingt, weil die aus dem Auge zurückkehrenden Strahlen sich nicht wieder alle in der ursprünglichen Lichtquelle vereinigen. Und zwar war dieses Phänomen sowohl bei Myopie wie bei Hyperopie zu beobachten gewesen. Durch die vorgehaltene Lupe wird das Patientenauge aber nun so ametrop, daß es ausreicht, möglichst knapp an einer Lichtquelle vorbeizusehen, um die Pupille rot aufleuchten zu sehen.

HELMHOLTZ kommt deshalb zu folgender praktischer Anweisung: „Arzt und Patient setzen sich in einem übrigens verdunkelten Zimmer neben einem Tische dicht voreinander hin, so daß ihre Gesichter etwa einen Fuß voneinander entfernt sind und so, daß eine Ecke des Tisches zwischen beide hineinragt. Ich setze voraus, daß der Beobachter, wenn er mit einem Auge sehen will, das rechte dazu zu gebrauchen pflegt, wie es gewöhnlich der Fall ist; dann muß der Tisch zu seiner Linken stehen. Der Arzt setzt eine Kerze, deren Flamme in der Höhe der beiderseitigen Augen steht, dicht vor sich auf die Tischecke, bringt mit der linken Hand zwischen die Flamme und sein Auge einen kleinen dunklen Schirm, wozu er ein Stückchen Pappe, ein kleines Buch oder was sonst zur Hand ist, gebrauchen kann und visirt nun mit seinem rechten Auge dicht neben dem Rande des Schirms und dicht neben dem hellsten Theile der Flamme vorbei nach dem Auge des Kranken hin, dem er einen Gesichtspunkt hinter seinem Rücken in der dunklen Tiefe des Zimmers anweisen kann . . . Er sieht bei diesem Visiren die Pupille des beobachteten Auges roth leuchten und zwar desto stärker, je näher er am Rande der Flamme vorbeisieht".

„Sobald der Arzt die günstige Stellung seines Auges für die Beobachtung des Leuchtens gefunden hat, bringt er die Linse dicht vor das beobachtete Auge. Er faßt sie wohl am besten zwischen Daumen und Zeigefinger der rechten Hand, während er den kleinen Finger derselben auf das Gesicht des Kranken aufstützt. Indem man die Linse zunächst dicht vor das beobachtete Auge bringt, erleichtert man das Auffinden ihrer richtigen Stellung sehr. Man erblickt nämlich Iris und Pupille dieses Auges in geringer Vergrößerung und übersieht deshalb durch das Glas hinreichend viel von den äußeren Theilen des Auges, um der Linse ohne Schwierigkeit ihre Stellung gerade vor der Pupille zu geben, welche jetzt stärker leuchtend erscheint. Das roth leuchtende, der Netzhaut angehörige Feld, welches man übersieht, ist zunächst klein, weil es durch den Rand der Pupille begrenzt ist und diese wenig vergrößert erscheint, so lange die Linse nahe vor dem Auge steht. Entfernt man letztere aber allmälig von dem Auge in solcher Richtung, daß die roth leuchtende Pupille fortdauernd die Mitte der Linse einnimmt, so erscheint sie und mit ihr das rothe Feld des Hintergrundes immer größer und größer, bis es sich zuletzt über die ganze Fläche der Linse ausbreitet. Jetzt wird man meistens schon von selbst auf das Bild der Netzhautgefäße durch einzelne stärker markirte rothe Stämme aufmerksam. Wenn man es nicht gleich sieht, so erinnere man sich, daß dieses Bild nicht in der Fläche des Glases, sondern je nach seiner Brennweite $1^{1}/_{2}$ bis 2 Zoll vor ihm nach der Seite des Beobachters hin liegt und daß dieser sein Auge für eine kürzere Sehweite adaptieren muß, als die der Enfernung der Linse beträgt, um es deutlich sehen zu können".

Die von HELMHOLTZ empfohlene Methode, knapp an einer Lichtquelle vorbeizusehen, hat sich allerdings zunächst nicht eingebürgert. Vielmehr haben die meisten folgenden Augenspiegel weiter den von RUETE vorgeschlagenen durchbohrten Hohlspiegel oder Modifikationen vergleichbarer Wirkung benützt. Die Empfehlung, eine freigehaltene Ophthalmoskopierlupe vor dem Patientenauge zu verwenden, ist jedoch bis zum heutigen Tage gültig geblieben.

So kommt es wohl, daß der originale Spiegel von RUETE kaum noch irgendwo zu finden ist. Ein so findiger Sammler von alten ophthalmologischen Instrumenten wie Th. v. HAUGWITZ hat sich zur Vervollständigung seiner Sammlung das RUETEsche Ophthalmoskop nachbauen lassen (Abb. 2).

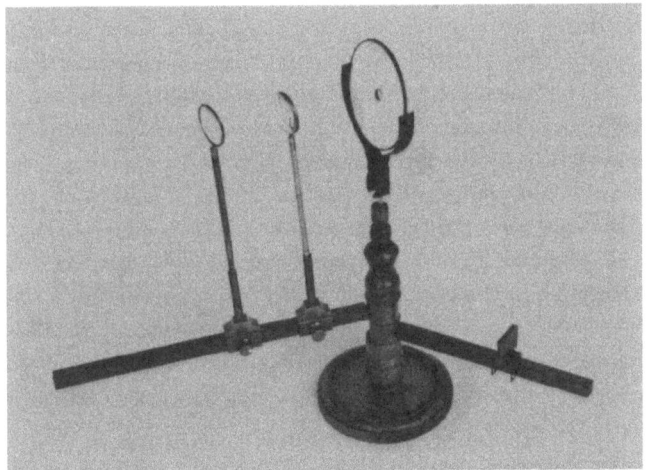

Abb. 2
Nachgebautes Exemplar des Augenspiegels von Ruete. Aus der Sammlung Dr. Th. v. Haugwitz.

Für die Entwicklung der Ophthalmoskopie muß es als großes Glück bezeichnet werden, daß zwei so bedeutende Kenner der Physikalischen und Physiologischen Optik sozusagen im wissenschaftlichen Dialog die theoretischen und praktischen Grundlagen dieser Untersuchungsmethode gelegt haben. Es ist nicht ganz gerechtfertigt, daß mit der Erfindung das Augenspiegels meist nur der Name Hermann v. HELMHOLTZ' verbunden ist.

Was den zeitlichen Aufwand bei einer augenärztlichen Untersuchung angeht, so ist der Anteil der Ophthalmoskopie im umgekehrten Bild (zumindest im kontinentaleuropäischen Raum und aufgrund der jüngsten Entwicklung wohl auch in den anglikanischen Ländern) sicher nicht kleiner, als der der Ophthalmoskopie im aufrechten Bild.

Der Vorschlag von HELMHOLTZ, daß es genüge, dicht an einer Lichtquelle vorbeizusehen, wurde neu aufgegriffen, als es durch die Einführung des elektrischen Lichtes möglich wurde, die Lichtquelle selbst in der Hand zu halten. Anstelle des etwas primitiven Abdeckschirms bot es sich an, ein total reflektierendes Prisma zu verwenden. Interessanterweise ist diese Idee schon in RUETEs Publikation erwähnt, und zwar als ein Vorschlag des „Universitätsmechanikus Inspektor MEYERSTEIN". MEYERSTEIN hatte das Prisma zwar zunächst noch durchbohrt, die weitere Entwicklung zeigte jedoch, daß es ausreichte, über die Kante des Prismas hinweg zu fixieren. So sind z. B. die heute gebräuchlichen Lichtquellen des Bonoskops oder des kleinen Spiegellämpchens der Firma Oculus direkte Abkömmlinge dieser Modelle aus der Mitte des 19. Jahrhunderts.

Es ist nicht Aufgabe dieser Darstellung, alle die technischen Verbesserungen nachzuzeichnen, die in den zurückliegenden 125 Jahren zur Weiterentwicklung und Vervollkommnung des Ophthalmoskopes geführt haben und die zum großen Teil auch schon gedanklich in den Arbeiten von HELMHOLTZ und RUETE enthalten sind.

Das alles sind technische Modifikationen, die sicher die Handhabung des Ophthalmoskopes sehr erleichtern, die aber im Grundprinzip nicht über HELMHOLTZ und RUETE hinausführen.

III.

Die Erfindung des binokularen Ophthalmoskops durch GIRAUD-TEULON

Im Gegensatz zu solchen rein technischen Modifikationen und Verbesserungen bringt die Publikation von GIRAUD-TEULON „Ophthalmoscopie binoculaire ou s'exercant par le concours des deux yeux associés" aus dem Jahre 1861 eine neue Dimension – im wahrsten Sinne des Wortes – in die Untersuchungsmethode der Ophthalmoskopie.

MARK-ANTOINE LOUIS FELIX GIRAUD-TEULON (1816-1887) hatte zunächst an der polytechnischen Schule in Paris studiert. Diese mathematische Vorbildung hat ihm die Grundlagen für sein späteres Spezialgebiet der Physikalischen und Physiologischen Optik gegeben. Erst im Alter von 40 Jahren hat sich GIRAUD -TEULON der Augenheilkunde zugewendet. Vorher beschäftigten ihn Fragen der „mecanique humaine" (z. B. die Mechanik der Atmung) und der „mecanique animale" (z. B. der Mechanik des Herzschlages und der Mechanik der Fortbewegung bei Wirbeltieren u. a. m.).

An der Tatsache, daß er erst mit 40 Jahren zu seinem eigentlichen Spezialgebiet, der Ophthalmologie kam, war aber auch noch ein anderer Umstand beteiligt. Die Februarrevolution 1848 zog ihn in die Politik. Im März 1848 wird er Beauftragter der Republik im Departement Ardèche und schon im folgenden Monat Präfekt des Departement des Hautes-Alpes. 1851 zog er sich jedoch wieder aus der Politik zurück und wendete sich wieder seinen wissenschaftlichen Untersuchungen zu, die er neben einer Allgemeinpraxis in Paris so erfolgreich fortführte, daß seine 1856 erschienene Arbeit „Traite de mécanique animale" von der Pariser Akademie mit einem Preis ausgezeichnet wurde.

Auch die Zuwendung zur Augenheilkunde erfolgte von einer physikalisch-mathematischen Frage her. 1857 erschien seine „Theorie des Ophthalmoskops" und 1861 seine „Funktionelle Physiologie und Pathologie des Binokularsehens". Die Publikation über das binokulare Ophthalmoskop, die wir durch den beiliegenden Faksimiledruck der Vergessenheit entreißen möchten und von der wir erstmalig eine deutsche Übersetzung vorlegen, ist ein Teil dieser großen Arbeit über das Binokularsehen.

Ebenso wie bei HELMHOLTZ die glückliche Kombination mathematischer Begabung mit scharfem analytischem Verstand und experimenteller Geschicklichkeit den Durchbruch zur Erfindung der Ophthalmoskopie ermöglicht hatte, so waren auch bei GIRAUD-TEULON durch seine Beschäftigung mit der Theorie der Ophthalmoskopie und gleichzeitig mit der Physiologie des Binokularsehens die Voraussetzungen gegeben, aus dieser Kombination gedanklich etwas Neues entstehen zu lassen: Das binokulare Ophthalmoskop mit der Möglichkeit, ein dreidimensionales Bild vom Augenhintergrund zu erhalten. Man möge sich durch das einleitende Kapitel der binokularen Mikroskopie nicht abschrecken lassen, diese Arbeit zu lesen. Die physikalisch-optischen Konstruktionen werden nach Ende des ersten Abschnittes verlassen. GIRAUD-TEULON schildert im Teil II „Die binokulare Ophthalmoskopie" Technik, klinische Anwendung und zukünftige Möglichkeiten seiner neuen Methode so eindrucksvoll und mit so anschaulichen Vergleichen, daß es für den heutigen Leser kaum verständlich ist, warum diese Methode später wieder in Vergessenheit geraten ist.

Dies ist umso weniger einsehbar, als diese Methode in J. Hermann KNAPP (Heidelberg) einen begeisterten Anhänger gefunden hat. KNAPP hatte sich unmittelbar nach Bekanntwerden der Methode ein binokulares Ophthalmoskop besorgt. Die Justierung des Gerätes auf seine Pupillardistanz hatte dann offensichtlich noch etwas Zeit benötigt, so daß er erst im Oktober 1862, gemeinsam mit seinem damaligen Assistenten Theodor LEBER, systematische Untersuchungen an klinischen Fällen beginnen konnte, wobei er nebeneinander die monokulare und binokulare Ophthalmoskopie benützte.

Schon am 22. Januar 1863 berichtet er im Naturhistorisch-medizinischen Verein in Heidelberg über „Die Vorzüge des binokularen Augenspiegels". Alle wesentlichen Vorteile der neuen Methode sind in diesem Vortrag schon geschildert, der auch insofern eine bewunderungswürdige Arbeitsleistung darstellt, als für „fast alle die im Text erwähnten physiologischen und pathologischen Beobachtungen Flächen- und Reliefzeichnungen" vorgelegt wurden, die teils von KNAPP selbst, teils von Theodor LEBER ausgeführt worden waren.

Der Vortrag KNAPPs wurde in den Verhandlungen des Naturhistorisch-medizinischen Vereins zu Heidelberg veröffentlicht. Da diese kurze Publikation dem interessierten Leser jedoch kaum mehr zugänglich ist, sie aber andererseits in konzentriertester Form schon alle Möglichkeiten und Vorteile der binokularen Ophthalmoskopie schildert, soll sie im folgenden abgedruckt werden.

IV. Sitzung den 28. Januar 1863.

8. Vortrag des Herrn Dr. Knapp „über die Vorzüge des binokularen Augenspiegels."

(Das Manuscript wurde am 18. März 1863 eingereicht.)

Nach der Demonstration und Gebrauchsanweisung des von Giraud-Teulon in Paris nach dem Prinzip des stereoskopischen Mikroskops construirten Instrumentes fuhr Redner fort:

Die Vortheile, welche der binokulare Augenspiegel vor dem gewöhnlichen hat, sind folgende:

1) Die Beleuchtung ist heller, weil bei gleich bleibender Lichtintensität uns ein Gegenstand heller erscheint, wenn wir ihn mit beiden Augen ansehen, als mit einem allein.

2) Das Gesichtsfeld wird weiter, sowohl durch den gleichzeitigen Gebrauch beider Augen als durch den der Okularprismen oder decentrirten Convexgläser.

3) Die Wahrnehmungen werden schärfer und sicherer, weil der Sehakt mit beiden Augen natürlicher und bestimmter ist mit einem.

4) Der grösste Vortheil aber besteht in der unmittelbaren Wahrnehmung des Reliefs. In dieser Beziehung leistet der binokulare Spiegel für die hinter der Krystalllinse gelegenen Theile des Auges das, was die Fokalbeleuchtung für die vorderen leistet.

Das Instrument hat indessen auch seine Nachtheile und zwar:

1) Ein jedes Exemplar passt nur für Personen mit nahezu gleichem Pupillenabstande, was seinen Gebrauch bei klinischen Demonstrationen sehr beschränkt. Natürlich verliert das Instrument dadurch nichts für denjenigen, dessen Augen es genau angepasst worden ist.

2) Seine Handhabung ist schwieriger,

a) weil es seitliche Kopfbewegungen weniger leicht gestattet, als der gewöhnliche Spiegel und desshalb die verschiedenen Abschnitte des Augengrundes weniger schnell übersehen werden können.

b) Weil richtige Einstellung und Beleuchtung für beide Augen schwieriger zu finden sind als für eins allein.

c) Weil bei seinem Gebrauche leicht eine Disharmonie zwischen Convergenz und Accommodation der Augen eintritt, in Folge deren Unbehaglichkeit und Ermüdung beim Untersuchen entstehen.

d) Weil das Sehen durch stereoskopische Instrumente vielen Menschen gar nicht gegeben, andern nicht leicht ist. Wie Viele, die stereoskopisch zu sehen glauben, sehen nur perspektivisch! Ich erinnere mich noch lebhaft an einen jungen Gelehrten, der eine grosse Sammlung stereoskopischer Photographieen besass und diese auch mit besonderer Vorliebe beschaute. Er litt an einer leichten Insuffizienz seiner innern geraden Augenmuskeln und als ich diese durch Tenotomie eines rectus externus beseitigt hatte, war er höchst erstaunt, dass seine stereoskopischen Ansichten ihm jetzt ganz anders körperlich erschienen als früher. Jetzt könne er sich auch erklären, bemerkte er, warum gewisse seiner stereoskopischen Bilder, die von andern als die merkwürdigsten in ihrem Effekte bewundert wurden, ihm weniger körperlich vorgekommen seien, als andere und zwar waren jenes solche, die eine leicht hervortretende und ausgeprägte Perspektive gewährten. — Wenn auch aus diesem Grunde der binokulare Spiegel Manchem ein unzugängliches Instrument bleiben wird, so zweifle ich doch nicht an seiner allgemeineren Verbreitung, gestützt auf den evidenten Nutzen, welchen er denen zu leisten im Stande ist, deren Augen sich im anbequemen können, und zu dieser Klasse gehört gewiss die bei weitem grösste Mehrzahl der Beobachter.

Ich will jetzt zu denjenigen Zuständen am Auge selbst übergehen, deren Untersuchung mit dem binokularen Spiegel besser geschehen kann als mit dem monokularen.

A. Am gesunden Auge sind dieses:

1) die Niveauverhältnisse der Eintrittsstelle des Sehnerven. Sie waren bis in die letzte Zeit am Lebenden durchaus noch nicht allgemein festgestellt. Mit Hülfe des binokularen Spiegels findet man leichter und sicherer als durch die gewöhnliche Methode der Untersuchung, dass darin zahlreiche individuelle Schwankungen vorkommen. Zuweilen ist die Sehnerven-Eintrittsstelle flach und ganz in der Netzhautebene gelegen, zuweilen auch leicht gewölbt, gewöhnlicher etwas vertieft, am häufigsten aber findet man eine centrale Vertiefung, deren Breite etwa $2/5$ des Durchmessers der Papille beträgt. Diese Vertiefung geht nach aussen (nach der mac. lutea zu) bald allmälig, bald steil in die Ebene der Netzhaut über, nach innen zu aber erhebt sie sich fast immer steil und zwar mit den Centralgefässen entweder bis zum Niveau der Netzhautebene oder gar nicht selten noch etwas darüber hinaus.

2) Die Dicke der Netzhaut. Man sieht die Netzhaut als einen durchsichtigen weissgrauen, oder weissbläulichen Schleier von einer scheinbaren Dicke von 1—2 Mm., je nachdem man näher am

Aequator, oder näher an der Papille untersucht. In den innersten Schichten dieses Schleiers sieht man die Gefässe eingebettet, deren Vor- und Hintereinanderliegen im Querschnitt und in der Nähe des Sehnerven besonders schön hervortritt.

3) Die macula lutea. In manchen Augen ist sie mit dem binokularen Spiegel ebensowenig als mit dem monokularen als scharf begrenzte Stelle zu erkennen, in andern sieht man sie mit einem hellen Ring umgeben, ähnlich wie bei der gewöhnlichen Untersuchung, in andern Fällen, wo mir's mit dem einfachen Spiegel schwer ward sie bestimmt zu sehen, erkannte ich sie daran, dass der Netzhautreflex (der weissbläuliche Schimmer) an einer runden oder (bei Schiefhalten der Objektivlinse) schwach ovalen Stelle fehlte, und zwar hörte er an deren Grenze scharf auf. Die Stelle selbst ist matt roth, etwas dunkler als ihre Umgebung, hat in der Mitte ein meistens lichtes Fleckchen mit braunrother Umgebung. Zuweilen sah ich diese Stelle leicht vertieft und zwar von ihrer Peripherie her anfangend und regelmässig bis zur Mitte fortschreitend. Ein centrales Grübchen habe ich darin nie erkennen können. Die feinsten sichtbaren Netzhautgefässe überschreiten von allen Seiten den Rand des gelben Flecks und werden erst in der Nähe der Mitte unsichtbar, so dass nur in dem mittleren Viertheil des Durchmessers des gelben Flecks keine Gefässe mit dem Ophthalmoscop beobachtet werden können. Früher betrachtete ich das Uebertreten von Netzhautgefässen über den Lichthof des gelben Flecks als ein Zeichen von Netzhauthyperämie, da ich es am häufigsten bei Myopen beobachtete, später habe ich es auch bei andern, ganz gesunden Augen gefunden. Dass ich dieses Verhalten der Gefässe am gelben Fleck früher und leichter mit dem binokularen Spiegel fand, erkläre ich mir daraus, dass ich damit den Hornhautreflex weniger störend zu machen im Stande bin als mit dem gewöhnlichen Spiegel.

4) Bei pigmentarmen Individuen sieht man die Dickenverhältnisse der Choroidea, namentlich das Relief der vielfach übereinandergelagerten Gefässe sehr schön, und zwar überraschender noch als bei der Netzhaut, weil diese dünner ist als die Aderhaut.

B. Im pathologischen Auge
gibt es sehr viele Zustände, die z. Th. nur mit dem binokularen Augenspiegel, z. Th. mit demselben sicherer als mit dem gewöhnlichen erkannt werden können. Dahin gehören:

1) Glaskörpertrübungen. Wenn man eine starke Objektivlinse (+ $1^3/_4$) etwa 3'' vom Auge entfernt hält, so erscheint dieses im umgekehrten Bilde als eine körperlich hervortretende Kugel, an der man zugleich die Iris und Netzhaut, sowie den dazwischen liegenden Raum mit ziemlicher Deutlichkeit erblickt. Auf diese Weise kann man selbst ungefähre Messungen der Länge des Augapfels machen. Befindet sich eine Trübung an irgend einer Stelle im Glaskörper, so erkennt man unmittelbar ihren Abstand von der Netzhaut, während sie mit dem monokularen Spiegel gesehen auf derselben zu liegen scheint.

2) Netzhautablösungen und Tumoren. Wenn diese auch mit dem einfachen Spiegel gut diagnostizirt werden können,

so geben sie, mit dem binokularen Instrumente betrachtet, doch eine unvergleichlich bessere Anschauung ihrer Oberflächen- und Lagenverhältnisse und auch für die geringsten Grade der Ablösung oder Vorwärtsdrängung der Retina bietet dann die Diagnose keine Schwierigkeiten mehr.

3) **Pathologische Oberflächenveränderungen der Papille.** Dahin gehören vornehmlich:

a) Die **Anschwellung** der Papille sowohl beim **Oedem** als bei der **entzündlichen Gewebswucherung**, wie sie so markirt beobachtet werden in Folge von Orbital- und Gehirntumoren, manchen Fällen von Basilarmeningitis, Gehirnsklerose, Neuroretinitis simplex et syphilitica, Retinitis Brightii, Retinitis apoplectica und andern Zuständen. Mit dem einfachen Spiegel ist es durchaus nicht so leicht sich über die Existenz und den Grad einer Prominenz der Papille Rechenschaft zu geben. Man muss dazu noch eine Anzahl diagonistischer Hülfsmittel (Accommodationsänderung, parallaktische Verschiebung) herbeiziehen, während das binokulare Instrument die Erhabenheit ihrem Wesen und Grade nach unmittelbar zur Anschauung bringt.

b) Die **Vertiefung** (Excavation) der **Papille**, wie sie bei **Atrophie** und **Glaukom** vorkommt. Beide Arten der Exkavation sind leicht von einander zu unterscheiden. Bei der atrophischen fallen die Ränder nur allmälig in die Tiefe ab und die Grube ist rund wie ein von der concaven Seite betrachtetes Stück einer Kugelschale oder eines abgerundeten Kegelendes. Man sieht deutlich wie die Gefässstämme gerade innerhalb oder wenigstens in der Nähe der tiefsten Stelle hervorkommen, sich etwas über derselben theilen, die Aeste sich dann umbiegen und an der Wand der Grube emporsteigen, sich am Rande knicken, um in die Ebene der Netzhaut überzutreten. Bei der **Druckexcavation** dagegen fällt die Wand der Grube plötzlich und steil ab, verschwindet selbst in den meisten Fällen eine Strecke dem Blick durch den binokularen Spiegel ebensowohl, wie durch den monokularen, dann sieht man aber den Boden der Grube wieder als eine ebene Fläche, welcher die Gefässe dicht aufliegen. Wenn man auch all diese Dinge mit dem monokularen Spiegel zu diagnostiziren im Stande ist, so gewähren doch die mit dem binokularen Spiegel erhaltenen Bilder wegen ihrer überraschenden Körperlichkeit unendlich mehr Sicherheit und Befriedigung. — Einmal sah ich auch eine partielle ziemlich tiefe, **periphericsche Exkavation** des Sehnerven, die nichts anderes war als eine taschenartige Erweiterung des Optikusscheide auf einer Seite, ähnlich wie sie **Liebreich** in einem anatomischen Präparate gefunden. Ausführlicheres über diesen Fall werde ich anderwärts mittheilen.

4) **Veränderungen der Netzhaut:**

a) in Bezug auf ihre Dicke. Die **Anschwellung** verschiedenen Grades ist an derselben in gleicher Weise zu beobachten wie an der Papille. Die ursächlichen Momente und krankhaften Veränderungen bei beiden sind ähnlich, ebenso wie beide meist auch combinirt vorkommen. Die Anschwellung kann, soweit ich bis jetzt beobachtete, 2 bis 3 Mal die Dicke der normalen Netzhaut erreichen.

Bei **Atrophie** zeigt sich in entgegengesetzter Weise die

Netzhaut als ein verdünnter, an manchen Stellen zuweilen unwahrnehmbarer Schleier von viel geringer ausgesprochenem weissgrauem Reflex als im Normalzustande. Zuweilen sieht man in einer so verdünnten Netzhaut feine weisse Punkte und Striche, mehr minder dicht beisammen, eingelagert, welche in den meisten Fällen als Bindegewebsentwicklung, in einigen aber wohl als Choloidkugeln anzusehen sind. Ich brauche kaum zu erwähnen, dass zu ihrer Diagnose eine recht genaue Einstellung nöthig ist, obwohl sie sich mit Hülfe des binokularen Spiegels leichter als mit dem monokularen von punktförmigen Atrophien der Choroidea unterscheiden lassen. Abgesehen davon, dass sie mehr bläulich weiss aussehen, während die Aderhautatrophien mehr rein weiss oder gelbweiss sind.

b) In Bezug auf Ablagerungen in ihrer Substanz, In der normal dicken oder angeschwollenen Retina findet man

α) Blutergüsse verschiedener Form und Grösse. Die in der Nähe der Papille befindlichen lassen sich durch ihr streifiges Aussehen leicht von Aderhautapoplexien unterscheiden, während dieses sich um so mehr verliert je weiter peripherisch ihr Sitz ist, wo dann ihre Form derjenigen der Choroidealecchymosen durchaus ähnlich ist. Mit dem binokularen Spiegel erkennt man, dass die Netzhautblutergüsse nicht immer in die innerste Schicht der Retina erfolgen, sondern ihre ganze Dicke durchsetzen können. Manche Blutflecken liegen deutlich hinter den Netzhautgefässen, aber noch innerhalb der Netzhaut und können von Aderhautecchymosen, selbst wenn diese ganz oberflächlich gelegen sind unterschieden werden, umsomehr da in solchen Fällen die Netzhaut gewöhnlich eine erhebliche Dicke zeigt. Beim Glaukom kann man zuweilen all diese verschieden gelagerten Apoplexien zusammen vorkommend beobachten.

β) Fettflecken. Sie sind meist scharf begrenzt und sehen zuweilen butterartig glänzend aus. In einem Falle von Retinitis Brightii konnte ich die Fetthäufchen deutlich in der Mitte zwischen der Gefässlage der Netzhaut, in der sich zahlreiche Ecchymosen befanden, und der Choroidealoberfläche liegend erkennen. Sie waren also in den mittleren Schichten der Netzhaut abgelagert. Ein weiteres Verfolgen dieses und einiger ähnlichen Fälle lässt mich vermuthen, dass die Fettdegeneration der Netzhaut bei Bright'scher Krankheit in den mittleren Lagen, den Körnerschichten, zu beginnen pflegt und dann erst in der Ganglien- und Nervenfaserschicht auftritt.

γ) Plastisches Exsudat. Es findet sich in allen Schichten der Netzhaut, welche es oft alle durchsetzt. In einem exquisiten Falle der Art, dessen genaue Beschreibung ich mir gleichfalls vorbehalte, kamen fleck- und streifenförmige feste Exsudate neben Choroidealatrophien von manichfacher und einander ähnlicher Form zusammen vor, die ich durch den einfachen Spiegel gesehen nicht von einander zu unterscheiden im Stande war. Erst als ich mit dem binokularen Instrumente untersuchte, zeigten sich die Choroidealatrophien deutlich als Lücken und Gruben im Aderhautgewebe, während die Netzhautschwarten und -Flocken deutlich weit vor ihnen erschienen und sämmtliche Schichten der Retina, an einer Stelle bis vor das Niveau eines anliegenden Gefässes, durchsetzten.

δ) **Pigment.** Es findet sich punktförmig und in grösseren Haufen gleichfalls in allen Schichten der Netzhaut. Meist kann man seinen Ursprung auf Veränderungen der Choroidea zurückführen. Der binokulare Spiegel ist dann für die Diagnose deshalb sehr werthvoll, weil man auch die in der Choroidea befindlichen Pigmenthaufen deutlich von jenen der Netzhaut sondern kann. Noch mehr in die Augen springend ist der Nutzen, wenn, wie ich es beobachtet, um die Pigmenthaufen in der Netzhaut herum weisses plastisches Exsudat angelagert ist, wodurch das Ganze einer pigmententhaltenden atrophischen Stelle der Aderhaut durchaus ähnlich erscheint. Ich brauche nicht zu sagen, dass bei der Retintis pigmentosa die Netzhaut nicht geschwollen, sondern atrophisch ist.

5) **Veränderungen der Aderhaut.**

a) **Oedematöse und entzündliche Schwellungen** sind hier weniger bestimmt zu erkennen als bei der durchscheinenden Netzhaut, deren verschiedene Schichten man durchblicken kann. Doch leistet der binokulare Spiegel hier mehr als der gewöhnliche, besonders in der differentiellen Diagnostik zwischen weissen oder weissgrauen Choroidealexsudaten und der

b) **Atrophie der Aderhaut.** Beide Zustände kommen nebeneinander vor und der zweite entwickelt sich häufig aus dem ersten. So habe ich weissgraue und weissgelbe zuweilen mehr, zuweilen minder scharf umschriebene Flecken im Augengrund gesehen, die sich durch den gewöhnlichen Spiegel als ziemlich gleichartig, durch den binokularen aber als sehr ungleichartig darstellten. Ein Theil nämlich wich zurück und zeigte die Gewebslücken der Atrophie sehr deutlich, während ein anderer Theil prominent war und sogar noch vor das Niveau der umgebenden gesunden Aderhaut vortrat. Ungemein überraschend stellen sich in manchen Fällen der sogenannten Choroiditis disseminata die weissen Gruben dar, die durch ihre steilen Ränder den Anschein geben als seien sie in das sonst gesunde Choroidealgewebe eingemeisselt. Ebenso die excentrischen scharf begrenzten Heerde der Sclerochoroiditis posterior.

c) **Hämorrhagien** sind gut zu erkennen und schon bei den Netzhautecchymosen erwähnt.

d) Dessgleichen das **Pigment.**

e) Das **Colobon der Choroidea**, sei es mit oder ohne Scleralektasie (Staphyloma posticum Scarpae) verbunden, stellt sich durch den binokularen Spiegel viel ausgeprägter dar als durch den einfachen. Namentlich ist es der Wall der Choroidea und Retina, welcher besonders gut in seinem Relief hervortritt. Er ist meist verdickt, mit viel Pigment beladen, und an einigen Stellen leicht einwärts geschlagen, so dass die Retinalgefässe, ehe sie auf die Choroidea übertreten, daselbst eine Strecke weit unserm Blicke entzogen werden.

f) Die **Sclerochoroiditis posterior** lässt sich mit dem binokularen Spiegel viel vortheilhafter untersuchen als mit dem gewöhnlichen. Die hier, selbst bei den höchsten Graden dieser Krankheit, erhaltenen Bilder, sind nicht nur grösser und heller, als die des gewöhnlichen Spiegels, sondern die Erweiterung des Gesichtsfeldes lässt uns auch einen grösseren Theil des Augengrundes überschauen, was namentlich für die Feststellung der bei dieser Krankheit so vielfältigen und wichtigen Reliefverhältnisse von der grössten Wichtigkeit ist. In manchen Fällen sieht man nur die sichelförmige Aderhautatrophie ohne Niveauveränderungen des Augengrundes. Dieses beobachtete ich namentlich bei den leichten Graden der Myopie, sowie in einer gar nicht kleinen Zahl manifester Hyperopie. In den meisten Fällen bemerkte ich indessen eine mehr oder minder beträchtliche Aushöhlung hinter der Atrophie. Die Ränder fielen meistens allmälig, zuweilen aber auch plötzlich nach hinten ab. Manchmal war die ganze Papille mit in die Excavation hineingezogen, wenn nämlich die Atrophie den Sehnerven ringförmig umgriff; in der Regel zeigte sich der äussere (der macula lutea näher gelegene) Rand der Papille stärker nach hinten gezogen als der nach der Nase zu liegende, so dass die Ebene der Papille mehr oder minder schief zur Augenaxe geneigt war. Derjenige Randtheil der Papille zeigte sich constant am meisten nach rückwärts gezogen, an welchem das Staphylom am stärksten entwickelt war. Es diente mir dieses zur Bestätigung einer früher von mir ausgesprochenen Ansicht, dass uns die Papille in so vielen Fällen von Sclerochoroiditis nur desshalb oval erscheint, weil wir nicht senkrecht, sondern schief auf ihre in Wirklichkeit kreisförmige Oberfläche sehen. In den Fällen, wo kein Staphyloma posticum bei der Sclerochoroiditis beobachtet wird (welche Unterscheidung nur mit dem binokularen Spiegel gut ausgeführt werden kann) sieht man auch die Papille nicht oval. Die Netzhautgefässe sah ich immer schon in ziemlicher Tiefe sich an die Wände des Staphyloms anlegen und mit denselben emporsteigen, nicht aber brückenartig über die Ausbuchtung ausgespannt. Auch habe ich nie eine Parallaxe zwischen einem Netzhautgefäss und einem auf dem Boden des Staphyloms liegenden Pigmentpunkte nachweisen können. Da ein umgekehrtes Verhalten, gestützt auf post mortem Autopsien, angegeben worden ist, so will ich dieses nicht als unmöglich hinstellen, sondern gebe einfach die Beobachtung, wie sie mir am Lebenden vorgekommen ist. Nicht nur die angeführten Reliefverhältnisse des Augengrundes, sondern auch die hier so häufig vorkommenden Glaskörper-, Netzhaut- und Choroidealveränderungen, machen den binokularen Spiegel gerade für diese Krankheit so sehr werthvoll. Da viele der dabei zu notirenden Gegenstände in verschiedenen relativ beträchtlich von einander entfernten Ebenen liegen, und der binokulare Spiegel uns ein deutliches Bild von ihnen zu gleicher Zeit entwirft, so begreift man, warum wir mit demselben bei Myopen ein oft unverhältnissmässig reineres und schärferes Bild erhalten als mit dem gewöhnlichen Ophthalmoskop.*) — Seit Anfang October bediene ich mich des Giraud-Teulon'schen Instrumentes, soviel es meine Zeit erlaubt, beständig neben dem gewöhnlichen, um kennen zu lernen, in welchen Fällen seine An-

---

*) Redner legte für fast alle die im Text erwähnten physiologischen und pathologischen Beobachtungen Flächen- und Reliefzeichnungen vor, die theils von ihm selbst, theils von seinem Assistenzarzte, Herrn Dr. Th. Leber, unmittelbar nach den betreffenden Fällen in seiner Klinik ausgeführt wurden.

wendung die vortheilhaftere ist. Ich habe davon schon jetzt eine Skizze entworfen, weil selbst unter meinen speziellen Fachgenossen das Instrument noch nicht die Würdigung und Anerkennung gefunden zu haben scheint, die es verdient.

Von diesem Text hat KNAPP offensichtlich auch ein Manuskript an die Redaktion der Annales d'Oculistique geschickt, denn schon im Januarheft der Annales d'Oculistique, 1864, erschien der Vortrag, der von L. WECKER ins Französische übersetzt worden war.

In einer Fußnote dieser französischen Publikation wird auch erwähnt, daß inzwischen aufgrund einer einfachen Modifikation das Gerät auf verschiedene Augenabstände eingestellt werden kann. Die beiden Exemplare der GIRAUD-TEULON-Spiegel, die sich in der Sammlung der Heidelberger Augenklinik (noch aus der Zeit von KNAPP) befinden (Abb. 3 und 4) weisen diese Modifikation schon auf: Eines der beiden total reflektierenden Prismen ist zerschnitten. Der laterale Teil läßt sich mit Hilfe einer Schraubenspindel so verstellen, daß jede Pupillardistanz eingestellt werden kann. Die schematische zugehörige Zeichnung dieser Anordnung (Abb. 5) stammt aus der Physiologischen Optik von HELMHOLTZ.

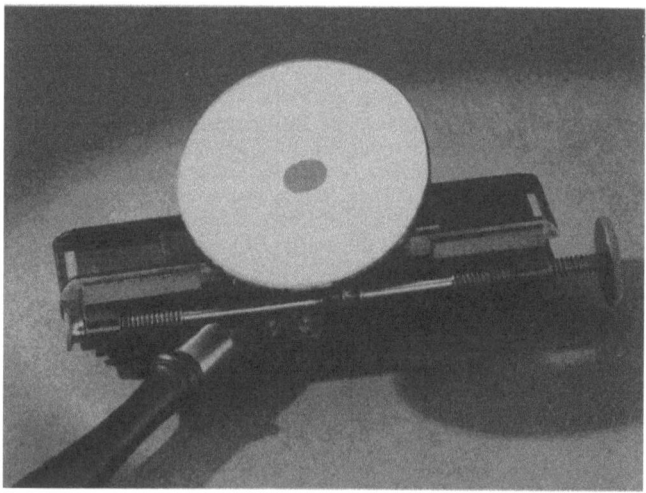

Abb. 3

Binokularer Augenspiegel von Giraud-Teulon aus der Sammlung der Univ.-Augenklinik Heidelberg. Etwa 1865 von Nachet (Paris) gebaut.

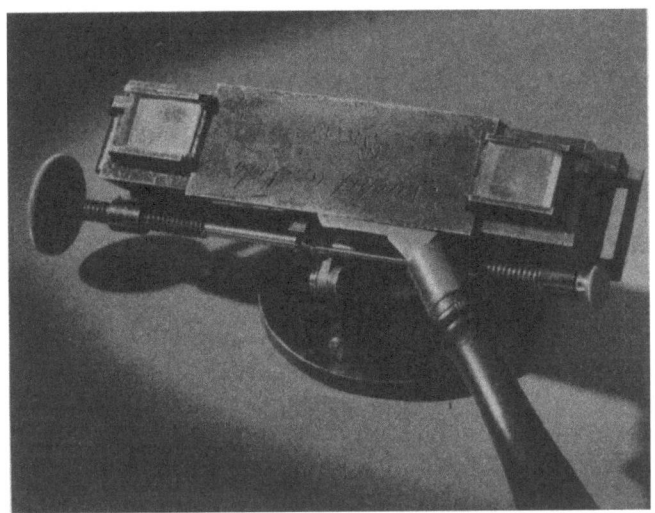

Abb. 4
Binokularer Augenspiegel von Giraud-Teulon, von der Seite des untersuchenden Arztes her gesehen. Variabler Pupillenabstand ist durch Schraubenspindel einstellbar.

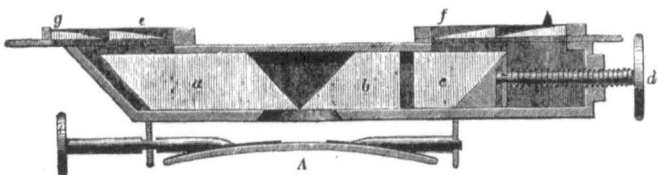

Abb. 5
Prismenanordnung im binokularen Augenspiegel von Giraud-Teulon. Variabler Pupillenabstand durch Schraubenspindel einstellbar. (Aus Helmholtz, Hdb. der Physiol. Optik).

Man fragt sich, warum diese Methode so spät erst Anklang gefunden hat. Das hatte zunächst sicher persönliche Gründe. GIRAUD-TEULON gehörte nicht zu den leuchtenden Sternen der französischen ophthalmologischen Schule. Außerdem war ihm wohl auch nicht gegeben, der Propagandist seiner eigenen Methode zu sein.

Aber auch sachliche Gründe spielten eine entscheidende Rolle: Die diagnostischen Möglichkeiten, die diese Methode eröffnet, die Erkennung von Frühformen der Amotio, der Retinoschisis, „Sumpfbildungen" bei beginnenden Amotio-Rezidiven usw., waren von geringerem Interesse, solange noch keine Möglichkeit der Behandlung der Amotio bestand.

Die binokulare Ophthalmoskopie ist ein typisches Beispiel für eine wissenschaftliche Entdeckung, für die die Zeit noch nicht reif war. Binokulare stereoskopische Methoden sind zwar in die Apparate eingeflossen, die zur Verbesserung des GULLSTRANDschen Gerätes erdacht wurden. Auch bei der Verwendung des Kontaktglases spielten die Vorteile der stereoskopischen Beurteilung eine große Rolle. Aber erst die Technik der operativen Behandlung der Netzhautablösung mit einbuckelnden Methoden brachte es mit sich, daß die dreidimensionale Betrachtung des Augenhintergrundes am Krankenbett und am Operationstisch außerordentliche Vorteile bot. Dazu kam die technische Verbesserung durch SCHEPENS und FISON, wobei die Lichtquelle und die Prismen an einem Stirnreif auf dem Kopf des Untersuchers montiert werden, der Untersucher dadurch eine Hand frei bekommt und während der Untersuchung die Bulbuswand eindellen kann.

Die etwas spitze Bemerkung Julius HIRSCHBERGs über die binokulare Ophthalmoskopie in seiner Geschichte der Augenheilkunde war vielleicht zum Zeitpunkt ihrer Abfassung verständlich: „LOISEAU hat recht zu sagen, daß der binokulare Augenspiegel eine der schönen Eroberungen darstellt, welche auf dem Gebiet der Ophthalmoskopie in Frankreich gemacht sind; man kann aber seinen zweiten Satz bestreiten, ‚daß seine Überlegenheit über alle anderen Augenspiegel unbestreitbar ist'. Was ist mit demselben entdeckt worden, das vorher unbekannt gewesen?"

Manchmal trägt eine wissenschaftliche Entdeckung nicht sofort ihre Früchte für die Therapie. Sie bleibt als Element in dem großen Schatz dessen, was der erfinderische Geist gefunden und ausgearbeitet hat, erhalten und kann geduldig auf den Zeitpunkt warten, zu dem sie eine entscheidende Hilfe für neue diagnostische und therapeutische Verfahren darstellt.

Diese Überlegungen führen uns zurück zu einer Arbeit aus der Zeit der Entdeckung des Augenspiegels. A. C. van TRIGT, ein Schüler von DONDERS, zieht im Jahr 1853 in seiner Publikation „De speculo oculi" folgende Schlußfolgerung: „Auch wenn die Antwort auf die Frage, ob die Behandlung von Augenkrankheiten durch die Erfindung des Ophthalmoskops irgendetwas gewonnen hat, für den gegenwärtigen Moment negativ sein müßte, so würde der hohe Wert der gewonnenen Ergebnisse dadurch in keiner Weise gemindert. Die Diagnostik hat das Recht, sich unabhängig zu entwickeln. Für die Praxis wäre wenig Fortschritt erzielt worden, wenn der Wert diagnostischen Neulandes am unmittelbaren Gebrauch in der Praxis gemessen worden wäre und alles, was dafür nicht taugte, ohne weitere Prüfung beiseitegelegt worden wäre."

Bei der Erfindung des Augenspiegels war die Situation besonders günstig gelagert. Denn einerseits leuchtete der Wert der neuen Methode sofort ein. Kaum eine neu entdeckte Untersuchungsmethode ist so schnell in die klinische Praxis übernommen worden. Andererseits aber barg diese Methode noch eine Fülle weiterer Möglichkeiten in sich, die zum damaligen Zeitpunkt kaum erahnt werden konnten. Die Realisierung dieser Möglichkeiten ist ein wesentliches Stück der Geschichte der Augenheilkunde der letzten hundert Jahre.

Literaturhinweise:

ALBERT, D. M. und W. H. MILLER: Jan Purkinje and the Ophthalmoscope. Amer. J. ophthal. *76*, 494-96 (1973)
BRÜCKE, E.: Über das Leuchten der menschlichen Augen. Arch. f. Anat., Physiol. u. Wissenschaftl. Med. 1847 S. 225-227.
COCCIUS, A.: Über die Anwendung des Augenspiegels nebst Angabe eines neuen Instrumentes.
Leipzig 1853.
CUMMING, W.: On a luminous appearance of the human eye and its application to the detection of disease of the retina and posterior portion of the eye. Royal Medical and Chirurgical Society of London. Medico-chirurgical Transactions *29*, 283-296 (1846).
ENGELKING, E.: Dokumente zur Erfindung des Augenspiegels durch Hermann v. Helmholtz im Jahre 1850.
München 1950.
(Enthält neben einem Faksimile des Briefes von H. v. Helmholtz an seinen Vater, einem Abdruck der Publikation aus dem Jahre 1951, und dem Abdruck des Briefes von A. v. Graefe auch noch einen vollständigen Abdruck der Publikation von Helmholtz in Vierordts Archiv von 1852).
ENGELKING, E.: Hermann v. Helmholtz in seiner Bedeutung für die Augenheilkunde.
Ber. Dt. Ophth. Ges. *56*, 12-30 (1950).
ESSER, A.: Zur Geschichte der Erfindung des Augenspiegels. Klin. Mbl. Augenheilk. *116*, 1-14 (1950).
(Enthält Faksimiledruck des Briefes von H. v. Helmholtz an seinen Vater).
GERLACH, W.: Hermann v. Helmholtz als Naturforscher. Ber. Dt. Ophth. Ges. *56*, 3-12 (1950).
GIRAUD-TEULON, A. M.: Ophthalmoscopie binoculaire ou s'exerçant par le concours des deux yeux associés.
Ann. d'oculistiques *45*, 233-250 (1861).
GREEFF, R.: Historisches zur Erfindung des Augenspiegels. Berliner Klin. Wschr. *48*, 1-6 (1901).
HELMHOLTZ, H.: Beschreibung eines Augenspiegels zur Untersuchung der Netzhaut im lebenden Auge.
Berlin 1851.
HELMHOLTZ, H.: Über eine neue einfachste Form des Augenspiegels. Vierordts Arch. f. physiol. Heilk. *11*, 827-843 (1852).
HELMHOLTZ, H. v.: Handbuch der Physiol. Optik.^{3} I S. 194-225. (Das Augenleuchten und der Augenspiegel).
Mit Zusätzen von Gullstrand. Hamburg-Leipzig 1909.
HELMHOLTZ, H. v.: Handbuch der Physiol. Optik.^{3} III hrg. von J. v. Kries, S. 295-296 (binocularer Augenspiegel). Hamburg-Leipzig 1910.
de la HIRE, Ph.: Histoire de l'Académie Royale des Sciences. Paris 1709 S. 95.
HIRSCHBERG, J.: Geschichte der Augenheilkunde.
Im Handbuch der Ges. Augenheilk. von Graefe-Saemisch.
XIV 2 S. 16– 32 (Ruete)
XIV 2 S. 384–388 (Kußmaul)
XV S. 82–153 (Helmholtz, Erfindung des Augenspiegels)
XV S. 529–535 (Giraud-Teulon)

HONEGGER, H. und B. HESSLER: Die Gründung der ersten Augenklinik in Heidelberg durch Jakob Hermann Knapp.
Heidelberg 1970.

JAEGER, W.: Formen kreativen Denkens an Beispielen bahnbrechender Entdeckungen in der Augenheilkunde. Klin. Mbl. Augenheilk. *162*, 268-277 (1973).

KADEN, R.: La vida de Christian Georg Theodor Ruete (1810-1867) Comentarios Oftalmológicos Mundiales *9*, 5f (1971).

KNAPP, J. H.: Über die Vorzüge des binokularen Augenspiegels. Verhandlungen des naturhist.-med. Vereins zu Heidelberg *3*, 26-33 (1865).
(Der Vortrag wurde am 23. 1. 1863 gehalten.).

KNAPP, J. H.: Exposé des avantages de l'ophthalmoscope binoculaire.
Ann. d'oculistiques *51*, 33-42 (1864).

KEYS, Th. E. und C. WILBUR RUCKER: The atlasses of ophthalmoscopy. A Bibliography 1850 - 1960.
Amer. J. Ophthal. *49*, 881-894 (1960).

KOENIGSBERGER, L.: Hermann v. Helmholtz.
3 Bände, Braunschweig 1902 - 1903.

KUSSMAUL, A.: Die Farben-Erscheinungen im Grunde des menschlichen Auges.
Heidelberg 1845.

KUSSMAUL, A.: Jugenderinnerungen eines alten Arztes.
Stuttgart 1899.

LANDOLT, E.: Die Untersuchungsmethoden.
In Hdb. der Ges. Augenheilk. von Graefe-Saemisch. I S. 234-392 (Ophthalmoskopie). Bln. 1920.

LEBENSOHN, J. E.: An Anthology of Ophthalmic classics. Baltimore 1969.
(Enthält die englische Übersetzung der Erstbeschreibung von Helmholtz).

MARK, H. H.: The first ophthalmoscope?
Adolf Kußmaul 1845.
Arch. Ophthal. *84*, 520-521 (1970).

MÉRY, J.: Des mouvements de l'iris et par occasion de la partie principale de la vue.
Histoire de l'Académie Royale des Sciences. Memoires 1704, S. 262.

PEARLMAN, J. T., S. J. PEARLMAN u. F. E. ENGREEN: Early efforts to view the human fundus.
Doc. ophthalm. *34*, 317-325 (1973).

PURKINJE, J. E.: Commentatio de examine physiologico organi visus et systematis cutanei.
Vratislaviae 1823.
(Die Experimente werden auf S. 30 beschrieben).

RUETE, C. G. Th.: Lehrbuch der Ophthalmologie für Aerzte und Studierende.
Braunschweig 1845.

RUETE, C. G. Th.: Die Anwendung der Physiologie auf die Augenheilkunde.
In R. Wagners Handwörterbuch der Physiol. III, 2. 1846.

RUETE, C. G. Th.: Der Augenspiegel und das Optometer für practische Ärzte.
Göttingen 1852.

SCHWEITZER, N. M. J.: History of Ophthalmoscopy.
Mod. Probl. Ophthal. *5*, 2-10 (1967).

STELLAMOR-PESKIR, H.: 120 Jahre Augenspiegel.
Österr. Ärztezeitung *25*, 2792-2794 (1970).

TOWER, P.: Richard Liebreich and his atlas of ophthalmoscopy. Arch. Ophthal. 65, 792-797 (1961).

van TRIGT, A. T.: De speculo oculi. Diss. Utrecht 1853.
(In deutscher Übersetzung von C. H. Schauenburg: Der Augenspiegel, seine Anwendung und Modification, nebst Beiträgen zur Diagnostik innerer Augenkrankheiten. Lahr 1854).

v. TSCHERMAK-SEYSENEGG, A.: Erprobung der Methode des Augenspiegelns nach J. E. Purkinje (1823). Klin. Mbl. Augenheilk. 107, 85-91 (1941).

ZEHENDER, W.: Christian Georg Theodor Ruete. Nekrolog. Klin. Mbl. Augenheilk. 5, 187-209 (1867).

MIX
Papier aus verantwortungsvollen Quellen
Paper from responsible sources
FSC® C105338

If you have any concerns about our products,
you can contact us on
ProductSafety@springernature.com

In case Publisher is established outside the EU,
the EU authorized representative is:
**Springer Nature Customer Service Center GmbH
Europaplatz 3, 69115 Heidelberg, Germany**

Printed by Libri Plureos GmbH
in Hamburg, Germany